# CONSEILS
## AUX GENS DU MONDE

POUR

## se garantir du Choléra,

ET INDICATION DU MEILLEUR MODE DE TRAITEMENT

à opposer à cette maladie,

par le Docteur THOUVENIN, de Lille,

Membre de plusieurs Sociétés savantes.



———⊂◦◦◦⊃———

## SE VEND A LILLE,

chez CASTIAUX FILS, Libraire, Grande Place, 13;
et chez les principaux Libraires du
département du Nord.

——

## 1849

Lille. — Typ. de Blocquel-Castiaux.

# CONSEILS

## AUX GENS DU MONDE

### Sur le Traitement du Choléra.

—⚬◉◉⚬—

## PRÉLIMINAIRES.

Il n'est que trop vrai que le choléra, après avoir fait des ravages à Constantinople, à St.-Pétersbourg et à Moscou, après s'être montré d'une manière assez bénigne à Berlin, suit sa marche fatale vers l'ouest, à mesure qu'il s'affaiblit et cesse dans le nord et dans l'est. De Hambourg où il a exercé ses ravages avec assez d'intensité, il a passé en Angleterre et il se déclare dans les localités où il s'est déjà manifesté en 1832. C'est à Sunderland que les premiers cas ont été constatés sur des individus venant de Hambourg ; Londres, Edimbourg, Amsterdam sont envahis par le fléau ; dans ces trois dernières villes, la maladie, toutefois, n'a pas jusqu'à présent, fait des progrès très-rapides. Le département du Nord semble avoir le funeste privilège d'être, le premier en France, en but à cette maladie, quelques cas ont été constatés dans plusieurs localités et c'est pour être utile à nos concitoyens que nous leur donnons les conseils qui nous paraissent le plus propres à les préserver du choléra, ainsi que le mode de traitement qui nous a semblé le plus convenable à opposer à cette maladie.

En 1832, j'ai eu occasion de soigner un grand nombre de cholériques; comme tous les médecins, j'ai obtenu des succès et des revers; pendant l'épidémie, plusieurs personnes redoutant pour elles et pour leurs proches, l'apparition de la maladie, me demandèrent si je ne connaissais aucun moyen préservatif du choléra; déjà, à cette époque, j'avais remarqué, comme beaucoup de médecins, que les individus porteurs d'exutoires, comme cautères, vésicatoires, sétons, ou atteints d'affections cutanées, étaient, plus que le reste de la population, ou à l'abri de la maladie, ou atteints à un moindre dégré, j'en tirai l'induction, qu'une forte dérivation sur les téguments voisins des organes principalement affectés dans le choléra, savoir l'estomac, les intestins et le systême nerveux épigastrique, pourrait être un obstacle au développement de cette maladie, ou du moins, dans le cas de son apparition, en atténuer considérablement les effets désastreux; le plus heureux résultat répondit à mon attente : sur quarante personnes auxquelles je conseillai un traitement dérivatif énergique , secondé par les soins hygiéniques convenables, trente-huit furent complètement à l'abri du choléra ; deux seulement en éprouvèrent les atteintes à un faible dégré et guérirent promptement. Rien ne prouve , dira-t-on , que ces individus eussent été atteints du choléra , s'ils n'avaient pas suivi le traitement indiqué ; sans doute, il est impossible de connaître s'ils auraient été en proie à la maladie , mais il est fort probable qu'un certain nombre l'aurait contractée , puisqu'ils se trouvaient dans les mêmes conditions de localité , d'habitation , de nourriture , de voisinage que beaucoup d'individus qui avaient été malades et dont une partie avait succombé. Je suis , du reste, parfaitement convaincu, qu'une forte dérivation sur les téguments épigastriques , garantirait non-seulement de l'invasion du choléra ou en atténuerait considérablement les effets , mais que cette même médication agirait aussi efficacement dans le cas de typhus , de fièvre jaune et de peste.

Quoiqu'une foule de médecins aient publié des brochures sur le choléra , entr'autres , MM. de Chamberet, Trachez, Lestiboudois à Lille , les deux premiers, à leur retour de Pologne où ils avaient été envoyés en 1831 par le Ministre de la guerre , pour étudier le choléra, le troisième, comme rapporteur d'une commission nommée dans le sein du Conseil de salubrité , sur l'épidémie de choléra qui à régné à Lille en 1832, et a atteint 1731 personnes, sur lesquelles 955 ont succombé, j'en retra-

cerai les symptômes , les causes indirectes ou occa-
sionnelles , car la cause première est encore aujour-
d'hui et sera probablement toujours complètement
inconnue , puis nous indiquerons le traitement préservatif , ensuite le traitement thérapeutique qui
nous a semblé le plus efficace à opposer à la maladie.

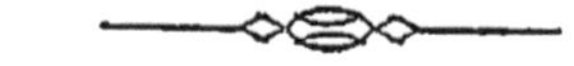

## SYMPTOMES DU CHOLÉRA.

Le choléra se manifeste de deux manières, tantôt
subitement , tantôt lentement ; dans le premier cas ,
le pouls devient promptement insensible aux artères
radiales , ensuite aux carotides , les battements du
cœur même deviennent imperceptibles , un froid
glacial se propage rapidement des extrémités au
centre , il y a soif vive , prostration des forces ,
décomposition des traits de la face , yeux ternes ,
enfoncés dans les orbites , entourés d'un cercle
livide , voix rauque, faible, basse ; et la vie s'éteint
souvent dans l'espace de deux à six heures , quelquefois sans aucunes déjections , d'autres fois avec
vomissements et selles.

Ce sont ordinairement les premiers individus
atteints du choléra , qui succombent avec une rapi-
dité effrayante , comme s'ils étaient froudroyés ou
asphyxiés ; la marche de la maladie est tellement

prompte, que l'on peut à peine donner quelques conseils ; du reste, toute médication est à peu près inutile.

Heureusement que dans la grande majorité des cas, l'annonce du choléra s'opérant d'une manière lente et graduée, on peut lui apporter une médication énergique, il existe même assez souvent des symptômes avant-coureurs de la maladie, qui se manifestent quelque temps avant son invasion, ce sont des nausées, du malaise, de l'inappétence, de la diarrhée, des douleurs de tête, alors arrive la période d'invasion, caractérisée par les symptômes suivants : envies de vomir suivies bientôt de vomissements, d'abord des matières alimentaires et des boissons ingérées, ensuite de matières muqueuses, blanchâtres, analogues à une décoction de riz, quelquefois grumelées, rarement ce sont des vomissements jaunes, verdâtres, d'une odeur de bile bien prononcée, puis coliques, suivies de selles blanchâtres, analogues aux matières des vomissements ; on trouve assez souvent des vers lombrics parmi les matières des vomissements et des selles. Dans le plus grand nombre de cas, il y a quinze à vingt vomissements par jour et vingt à trente selles, il existe cependant des vomissements sans selles et des selles sans vomissements. Il y a altération des traits de la face, yeux ternes, enfoncés dans les orbites, entourés d'un cercle noirâtre, paupières affaissées, ne laissant souvent apercevoir qu'une portion de la sclérotique ; les extrémités se refroidissent, la figure, le nez, les lèvres, la langue sont froids, l'air expiré est glacial, l'ouïe est dure, la peau est sèche, froide, terreuse, offrant çà et là des vergetures livides, insensible au toucher, même profondément imprimé avec les ongles ; les téguments plissés avec les doigts sont longtemps à reprendre leur rectitude naturelle, ils se couvrent par fois d'une sueur froide, visqueuse ; la voix est rauque, faible, la respiration, courte, faible, rarement pénible ; le pouls se ralentit graduellement, devient petit, imperceptible ; les battemens du cœur sont souvent difficiles à saisir ; d'autrefois, quoique petit, le pouls prend de l'accélération et présente depuis quatre-vingts jusqu'à cent pulsations par minutes ; il y a hoquet, soif vive, la langue souvent pâle et sèche, d'autrefois humide et d'une teinte rosée ; il y a anxiété précordiale, dépression, sentiment d'ardeur à la région épigastrique, souvent borborygmes, tension des hypocondres ; le sang tiré des veines est noir, visqueux, coulant avec une peine extrême ; il y a suspension de plusieurs sécrétions, de la salive, de la bile, des urines.

Il y a parfois abattement profond, immobilité complète, d'autrefois agitation extrême, besoin de se jeter de droite et de gauche, de changer fréquemment de position, accompagné de cris, de gémissemens, mais le plus souvent il y a insouciance complète des malades sur leur position ; la torpeur et l'insensibilité persistent jusqu'aux derniers momens.

Aux vomissements et aux selles, se joignent souvent des crampes très-douloureuses, qui se manifestent aux extrémités, dans les doigts, les orteils, les mollets, les cuisses, les bras, les avant-bras, elles envahissent quelquefois les muscles du thorax et des lombes, si les selles et les vomissements ont lieu, le plus fréquemment, sans efforts et sans douleurs, il n'en est pas de même des crampes qui durent souvent plusieurs heures et plusieurs jours, en suscitant de la part des malades des cris et des gémissements bien pénibles à entendre; les crampes se montrent le plus ordinairement chez les personnes adultes, d'un tempérament robuste; les enfants, les vieillards, les individus faibles et maladifs y sont moins exposés.

On voit par la relation de tous les symptômes sus-indiqués, combien la marche du choléra est irrégulière et présente de variétés, suivant les individus qu'il attaque.

Lorsque, par suite des efforts de la nature ou des ressources de l'art, les vomissements et les selles diminuent de fréquence, que ces dernières deviennent plus épaisses, plus naturelles, que l'anxiété et l'abattement diminuent, que la chaleur se rétablit aux extrémités, que le pouls devient perceptible, que les crampes disparaissent, que la peau reprend sa blancheur et sa souplesse habituelles, qu'en un mot, une réaction complète a lieu, on doit alors avoir grand espoir de rétablissement; mais, c'est pendant la période de réaction que les cholériques doivent être l'objet de la plus sérieuse attention de la part des médecins qui les soignent , car il arrive fréquemment alors des congestions sanguines au cerveau ou dans les poumons , ou des irritations gastro-intestinales qui, mal soignées , emporteraient le malade ; ces affections sont quelquefois occasionnées par le traitement employé contre le choléra.

Tous les symptômes que nous avons relatés se montrent ordinairement du premier au sixième jour, alors, ou une terminaison funeste a lieu ou le malade entre en convalescence , qui est toujours longue; dans ce dernier cas, le pouls reste longtemps rare et lent , la marche faible et vacillante.

## CAUSES INDIRECTES DU CHOLÉRA.

La cause première du choléra , est jusqu'aujourd'hui complétement inconnue, et il est à craindre qu'il n'en soit longtemps de même ; les médecins n'ont pu se livrer à cet égard qu'à des hypothèses ; celle qui me semble la plus probable consiste à l'attribuer à des miasmes particuliers répandus dans l'atmosphère et portés par des courants d'air dans diverses directions; cependant l'analyse chimique de 'air faite à Paris et dans d'autres localités, pendant l'épidémie de choléra qui a régné en Europe en 1831 et 1832 n'a pu fournir sur cette question la moindre lumière, cela prouve seulement que nos moyens d'analyse ne sont pas encore arrivés à la dernière perfection. Un fait qui vient à l'appui de l'opinion que le choléra est dû à des miasmes répandus dans l'air, c'est que, lorsque cette maladie éclate, une épizootie se manifeste assez souvent sur les gallinacés; quelques personnes ont même remarqué que l'eau de beaucoup de puits, bonne auparavant, prenait un goût fétide désagréable.

Les causes indirectes qui prédisposent le plus au choléra, sont les habitations froides, humides, basses, situées dans des rues étroites, où l'air circule difficilement, la malpropreté du corps ou des vêtements, les grandes agglomérations d'hommes, des marches forcées, l'usage d'aliments de mauvaise qualité ou d'eaux bourbeuses, après des fatigues excessives, la misère, une santé délabrée, avec disposition au vomissement ou à la diarrhée, l'abus des liqueurs alcooliques, l'ingestion d'une quantité d'eau froide, lorsque le corps est en sueur, l'ingestion immodérée d'aliments lourds, gras, indigestes, la peur, le chagrin et toutes les affections tristes de l'ame. Ces dernières causes sont des plus puissantes, j'en citerai un exemple frappant : le Prince de Castel-Cicala, ambassadeur de Naples à Paris en 1832, était vivement impressionné de la marche du choléra de l'orient vers l'occident, il en suivait avec inquiétude les phases diverses ; lorsque la maladie se montra à Londres, sa crainte fut des plus grandes, aussi fut-il une des premières victimes lors de l'apparition de ce fléau à Paris et sa mort eut lieu dans l'espace de quelques heures.

Le choléra n'est point contagieux ; les médecins sont d'un avis unanime sur cette question , et certes, après les immenses preuves de dévouement qu'ils ont montrées lors de l'épidémie de 1852 , si le choléra eût été contagieux, un grand nombre d'entr'eux auraient été victimes de la maladie, et c'est à peine si quelques uns d'eux ont été trés-légèrement atteints, et cependant ils ont séjourné continuellement avec des cholériques ; beaucoup ont ouvert des cadavres , ont trempé leurs mains dans le sang ; plusieurs ont cherché à s'inoculer la maladie, soit avec le sang des malades, soit avec celui des cadavres , et aucun n'a réussi ; dans beaucoup de maisons , un seul individu a été atteint , et tous ceux qui lui prodiguaient des soins, parents ou étrangers , ont été exempts du mal.

Dans un hôpital militaire improvisé, dit **M**. de Chamberet, trois cholériques sont restés pêle-mêle avec 200 malades ou convalescents, chez aucun desquels le choléra ne s'est manifesté.

Tous les cordons sanitaires , les quarantaines instituées par les gouvernements pour s'opposer à la propagation du choléra ont été complètement inutiles ; il franchit quelquefois subitement des distances considérables, d'autres fois pénètre dans une rue, dans une maison voisine d'une infectée , sans que

l'on sache pourquoi, par fois il disparaît complètement, d'autres fois momentanément et fait de nou-
velles victimes dans des lieux où déjà il a exercé ses
ravages.

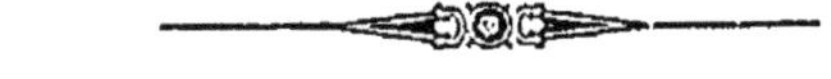

## TRAITEMENT PRÉSERVATIF.

Tous les symptômes que nous avons relatés plus
haut me portent à considérer le choléra comme le
résultat d'un empoisonnement miasmatique, dont
les effets délétères se portent sur le système nerveux
de la vie organique et de la vie animale, de là trouble
de la circulation et de toutes les autres fonctions,
concentration du calorique et de toutes les forces
vitales au centre du corps : il s'agit donc pour s'opposer au choléra, de porter sur une grande étendue
des téguments une puissante dérivation, qui y ap-
pelle et y maintienne une vive irritation et un afflux
abondant de sang et de calorique ; les parties les plus
convenables pour produire cet effet sont surtout
les téguments épigastriques, puisque les organes sous-
jacents, comme l'estomac et les intestins, ressentent
les premiers effets de la présence du poison dans le
corps, ensuite les extrémités inférieures, qui, les
premières dans le choléra, subissent le froid glacial
qui envahit peu à peu toute l'économie. En excitant

une vive irritation sur ces deux portions du corps, il y a une immense probabilité que l'on sera à l'abri du choléra et que dans le cas d'une attaque de la part de ce fléau, la maladie sera des plus bénignes, ainsi que déjà j'en ai obtenu la certitude sur une quarantaine de personnes.

La thérapeutique nous offre un grand nombre de moyens révulsifs que l'on peut mettre en usage; celui qui me semble mériter la préférence pour une dérivation sur les téguments épigastriques, est le suivant, que l'on peut se procurer, ainsi que les autres médicaments dont nous parlerons, chez tous les pharmaciens :

Huile de Croton tiglium. . . . 1 gramme.
Huile d'Amandes douces . . . . 1 id.
Huile essentielle de Menthe poivrée 1/2 id.

Mêlez, pour quinze à vingt frictions. Quand on veut se servir de ce liniment, on commence par frotter avec une flanelle sèche, le creux de l'estomac, pendant deux ou trois minutes, ensuite on prend au bout du doigt indicateur de la main droite, deux ou trois gouttes du liniment et on frictionne le creux de l'estomac pendant six minutes trois fois par jour, on applique ensuite sur la même région, un morceau de flanelle ou d'ouate; quand après quelques frictions, il s'est manifesté une abondante éruption miliaire, on se contente de faire une friction par jour, pour maintenir l'éruption aussi longtemps qu'elle sera nécessaire , c'est à-dire pendant tout le temps que le choléra régne.

Ce liniment quoique appliqué seulement dans le creux épigastrique, produit chez l'immense majorité des individus qui en font usage , une éruption plus étendue que la main. Si la peau de quelques personnes était réfractaire à ce liniment, c'est-à-dire qu'elle ne devînt pas le siège d'une éruption, elles le feraient modifier de la manière suivante :

Huile de Croton tiglium. . . . 1 gramme.
Huile essentielle de Menthe poivrée 1 . id.
mêlez pour quinze frictions.

Plusieurs substances remplaceraient au besoin , le liniment dont nous venons de parler, ce sont la pommade émétisée , un emplâtre de poix de Bourgogne de la longueur de la main et recouvert de quatre grammes d'émétique , la pommade ammoniacale , le baume opodeldoch , etc.; les deux premières substances ont le désagrément de donner naissance à des pustules et à des cicatrices semblables à celles de la variole , et l'éruption qu'elles déterminent est plus douloureuse que celle produite par le liniment ci-dessus indiqué.

Pour entretenir une circulation active aux extrémités inférieures on fera bien de prendre, au moins deux fois par semaine et pendant huit minutes , avant de se coucher, un bain de jambes d'eau chaude, dans laquelle on fera dissoudre trente à quarante grammes de savon noir , ou de potasse du commerce, ou auquel on mêlera trente grammes de moutarde en poudre; en ayant soin de se frictionner les jambes avec les mains, on déterminera également un appel de calorique dans les extrémités supérieures; un grand bain chaud, une couple de fois par mois, sera utile pour entretenir la propreté du corps et favoriser la transpiration. On doit seconder l'effet de ces bains partiels et généraux, par des vêtements chauds, l'application de la laine sur la peau, le soin de porter des chaussures à l'abri de l'humidité; dans le cas où l'on serait exposé à des refroidissements subits, par suite des intempéries de l'atmosphère, il faut de suite rappeler la chaleur à la peau par les bains de jambes ci-dessus indiqués, par des frictions sèches pratiquées sur tout le corps, devant un bon feu, avec de la flanelle, des brosses, et mettre des vêtements secs, si c'est pendant le jour, ou se mettre dans un lit préalablement chauffé, si on a l'intention de se coucher. On doit aussi seconder l'effet de ces divers moyens par des boissons légèrement toniques et diaphorétiques, comme le thé, le café, le vin chaud léger (un tiers de vin pour deux tiers d'eau chaude sucrée et aromatisée) ou une infusion de sauge, de menthe, de mélisse, d'hyssope, de sureau, de coquelicot, etc.; on peut prendre tous les jours, quatre ou cinq verres de l'une de ces boissons, tiède et sucrée. Il faut éviter de boire de l'eau froide ou à la glace; la limonade, l'orangeade, l'eau de groseilles, les liqueurs alcooliques, l'eau-de-vie, le rhum, les vins généreux seraient nuisibles.

Le choix des aliments est une question des plus importantes. On préférera ceux de facile digestion, comme les potages au bouillon , faits avec la fécule , le riz , la semoule , le vermicelle , l'arrowrot , le sagou , le tapioka , le bœuf bouilli ou rôti , le veau , le mouton rôti , le poisson , les œufs ; on doit rechercher les aliments solides plutôt que liquides et se nourrir principalement de viandes qui offrent l'aliment le plus concentré et le plus fortifiant.

On doit manger modérément et s'arrêter quand l'appétit est satisfait , car c'est souvent à la suite d'une indigestion que le choléra se manifeste.

Il faut éviter les aliments lourds , gras , huileux , comme la viande de porc, l'anguille, la pâtisserie, le pain d'épices et tout ce qui serait de nature à déterminer des digestions difficiles ou à produire une disposition à la diarrhée, comme les végétaux verts de toute espèce , choux , concombres , salades et la plupart des fruits.

On doit aussi tacher de se prémunir contre les affections tristes de l'ame , le chagrin , la douleur , éviter tout ce qui tend à surexciter le système nerveux , comme les plaisirs de toute espèce , les trop grandes fatigues du corps. La gaieté , la joie , la distraction , l'insouciance comptent parmi les meilleurs moyens préservatifs du choléra.

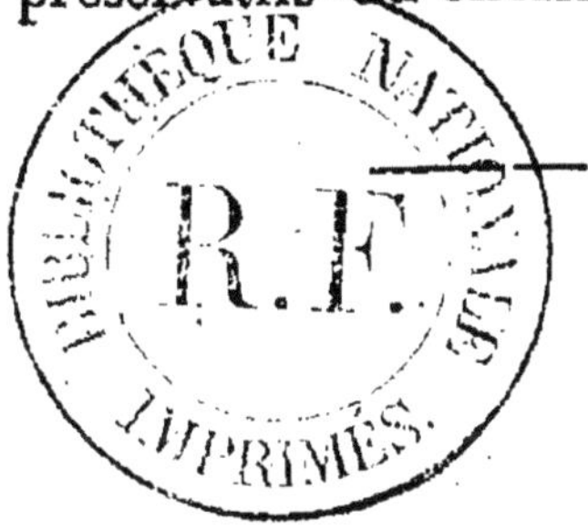

# TRAITEMENT DU CHOLÉRA.

En temps de choléra, dès que l'on éprouve la moindre indisposition, comme douleurs de tête, nausées, inappétence, à plus forte raison, vomissement, diarrhée, crampes, il faut réclamer de suite les soins d'un médecin, en attendant son arrivée, se mettre à la diète la plus sévère, prendre de suite un bain de jambes d'eau chaude, avec addition de savon noir ou de potasse du commerce ou de moutarde, et pendant huit à dix minutes, puis se coucher dans un lit chaud et chercher à exciter la transpiration par quelqu'une des boissons que nous avons indiquées plus haut ; si l'on a éprouvé plusieurs selles, prendre des demi-lavements avec une décoction de son et de têtes de pavots, passée à travers un linge et dans laquelle on délaie un peu d'amidon, ou simplement une décoction de son avec addition d'un gramme de laudanum liquide ; si le premier lavement est rendu de suite, au bout d'un quart-d'heure, on en prend un second, il est utile de les renouveler deux ou trois fois par jour, quand il y a persistance dans les selles.

Quand le choléra est déclaré, ce qui se remarque principalement par la teinte blanchâtre et grumelée, analogue à une décoction de riz, de la matière des vomissements et des selles ; on fera , si cela est possible , prendre de suite , un grand bain chaud avec addition d'un demi-kilogramme de potasse du commerce, ou de savon noir, ou de moutarde en poudre ; pendant que le malade sera dans le bain , ou exercera sur tout le corps, mais principalement aux extrémités , de fortes frictions , soit avec la main , soit avec une brosse , on maintiendra le malade pendant une heure dans l'eau , si cela se peut , ensuite on l'essuiera avec des linges secs et chauds , et on le placera dans un lit préalablement cháuffé et dans lequel on entretiendra la chaleur, par des cruchons d'eau bouillante, enveloppés de linge et placés aux pieds du malade. A défaut de grand bain, on fera prendre un bain de jambes chaud , auquel on ajoutera trente grammes de potasse du commerce ou de savon noir , ou de moutarde en poudre ; quand le malade y aura été un quart-d'heure , on le mettra au lit et comme il est important de déter-miner une vive réaction sur les téguments épigastri-ques, on coupera une rondelle de drap de quinze cen-timètres de diamètre en tout sens , on la trempera dans de l'ammoniaque liquide ou dans du chlorofor-me, mais , dans ce dernier cas, on prendra la précau-tion d'entourer le drap d'un morceau de sparadrap plus large , afin de mettre le malade à l'abri de l'aspi-ration des vapeurs anesthésiques du chloroforme , et on l'appliquera sur l'épigastre, en la recouvrant d'u-ne compresse, et on la maintiendra en position par une serviette placée autour du corps ; il se forme or-

dinairement après dix ou quinze minutes une vésica-
tion à la peau ; quand cet effet a eu lieu, on enlève la
rondelle de drap et on panse la plaie, comme un vé-
sicatoire ordinaire ; on applique aussi de suite sur
chaque coude-pied des sinapismes longs comme la
main, on les maintient en place, jusqu'à ce qu'ils
aient produit une vive rougeur et une grande sensi-
bilité à la peau, effets qui se manifestent ordinairement après trois ou quatre heures, alors on les
enlève et on entoure les pieds d'ouate placée au cen-
tred'u ne serviette chaude. On applique ensuite
d'autres sinapismes aux mollets et on agit comme
précédemment. On exerce en même temps des frictions sur les extrémités supérieures, sur le dos, et
la poitrine avec un liniment formé de partie égale
d'huile, et d'ammoniaque liquide, ou avec un al-
coolat de Daphné mézéréum ou de cautharides. Ces
frictions sont faites soit avec la main, soit avec une
flanelle. Ces diverses médications ont pour but de
produire promptement une vive irritation sur la
plus grande étendue possible des téguments.

Nous allons maintenant examiner quelle est la
médication interne la plus convenable contre le
choléra. Une foule de médicaments ont été essayés
et pronés alternativement ; les médecins qui voyaient
dans le choléra une grande prostation de forces et
qui l'attribuaient à une cause affaiblissante, ont
conseillé le punch, l'éther et l'ammoniaque liquide,
ces deux dernières substances à la dose de dix à
douze gouttes par potion, le camphre, le quinqui-

na, le sulfate de quinine, l'acétate d'ammoniaque, la valériane, etc.; d'autres l'attribuant à une profonde débilité du système nerveux, lui opposaient le musc, le castoréum, l'assa fœtida, etc. Broussait et ses adeptes, le considérant comme une violente inflammation de l'estomac et des intestins, le combattaient par un traitement anti-phlogistique énergique, et le résultat était loin d'être satisfaisant; enfin quelques uns, pensant qu'il consistait dans une surabondance d'humeurs, le traitaient par des vomitifs et des purgatifs.; le vomitif de prédilection était l'épicacuanha, les purgatifs étaient l'huile de ricin, le senné, le jalap, l'aloës et surtout le calomel, dont on donnait des doses effrayantes, tantôt seules, tantôt unies à l'opium. Les nombreux insuccès obtenus par ces diverses méthodes, par lesquelles on perdait plus de la moitié des malades, étaient faits pour décourager les praticiens. Pour nous, considérant avec beaucoup de médecins le choléra comme un empoisonnement miasmatique, dont les effets délétères se portent sur le système nerveux et sur le système gastro-intestinal dont il pervertit les fonctions, nous avons choisi les moyens qui nous semblaient les plus convenables pour arrêter cette immense sécrétion muqueuse qui remplace toutes les autres; l'opium et ses diverses préparations à doses modérées, nous ont paru remplir ce but, non pas que nous la conseillions comme méthode exclusive, mais seulement comme procurant un plus grand nombre de succès que les autres ; c'est dans ce but que nous ordonnons la potion suivante, qui nous a paru des plus efficaces, pour calmer à la fois les vomissements et les selles.

Eau de laitue. . . . . . . . . . . 50 grammes.
— de feuilles d'orangers . . . . 50   id.
Extrait gommeux d'opium. . . . 1 décigram.
Sirop de coings. . . . . . . . . 30 grammes.

A prendre par cuillerée chaque demi-heure.

Ou eau de laitue. . . . . . . . . . 50 grammes.
— de feuilles d'orangers. . . . 50   id.
Tannin . . . . . . . . . . . . . 1 décigram.
Sirop diacode . . . . . . . . . . 50 grammes.

De même que ci-dessus.

On peut varier ces potions de bien des manières, suivant les circonstances qui se présentent ; leur usage amène promptement une diminution dans le nombre des vomissements et des selles ; quand ces dernières sont revenues à l'état normal, il faut cesser l'usage des potions opiacées ; on doit également surveiller attentivement leur effet sur le cerveau.

Pour calmer ces crampes douloureuses, symptôme le plus pénible du choléra, certains malades se trouvent très-bien de l'application de liniments opiacés ou de cataplasmes chauds de farine de graines de lin, placés entre deux linges et arrosés de laudanum, d'autres éprouvent un soulagement plus prompt avec les frictions irritantes ammoniacales, avec les cataplasmes arrosés d'ammoniaque liquide, les sinapismes, etc. Dans tous les cas, on fera bien de commencer le traitement par les calmants , sauf à recourir aux irritants , si les crampes , après quelques heures de durée , ne cédaient pas à la première de ces médications.

La plupart des cholériques éprouvent une soif intense et boivent avec plaisir de l'eau froide , des boissons acidules , comme la limonade , l'orangeade, les sirops de groseilles , de frambroises , étendus d'eau , mais ils sucent surtout avec délices des petits morceaux de glace ; ce sont là les boissons les plus convenables , qu'il faut non-seulement permettre , mais encore conseiller aux malades , à petite dose à la fois , par demi-verre, ou par quart de verre, pour ne pas surcharger l'estomac et exciter les vomissements. D'autres préfèrent des boissons chaudes , les infusions de sureau , de coquelicot, de tilleul , de mélisse , de mélilot , etc.; il faut dans ce cas , accéder aux désirs des malades , souvent conduits par un instinct naturel à rechercher ce qui peut le mieux leur convenir.

Le choléra étant une des maladies les plus graves qui affligent l'humanité, exige pendant sa durée, des soins attentifs , intelligents et assidus , jour et nuit , non-seulement de la part du médecin , mais encore de la part des personnes qui entourent le malade, c'est par ce moyen que l'on obtiendra souvent la guérison dans des cas inespérés , tandis que par l'insouciance , la négligence ou des soins mal entendus , on verra survenir un grand nombre de désastres.

Dès que la réaction est arrivée, que la sécrétion de la salive, des urines est rétablie, que les selles sont rares et dans l'état normal, que l'appétit se manifeste, le malade entre en convalescence, mais on doit encore exercer sur lui la plus grande surveillance, car tout écart de régime amènerait des rechûtes dangereuses et souvent mortelles ; quand l'appétit se fait sentir, on accorde des aliments légers, comme bouillon de poulet, panades, riz, vermicelle, semoule au bouillon de bœuf ou de poulet, ou au lait ; on passe ensuite à des aliments un peu plus substantiels, comme œufs, légumes, viandes blanches ; pour boisson, de la bière ou de l'eau rougie, et graduellement on revient à son ancien régime.

La démarche vacillante que conservent longtemps les cholériques et qui est un indice de la prostration, dans laquelle étaient tombés les systêmes nerveux et musculaire, exige une fois par semaine, l'usage des grands bains à une chaleur modérée, et surtout l'abstinence pendant plusieurs mois des excès dans les plaisirs de toute espèce.

**FIN.**

Lille. — Typ· de Blocquel-Castiaux.

9 782019 654443